DE QUELQUES TRAVAUX SUR LE BASQUE

FAITS PAR DES ÉTRANGERS

PENDANT LES ANNÉES 1892-94

Les années 1892-93-94 marqueront dans les annales de l'Escuara par un nombre d'ouvrages publiés en basque et par des études sur le basque et sur les Basques. Il y a eu autrefois des époques semblables de progrès dans la connaissance du basque : périodes marquées par la publication d'excellents travaux, par un souffle d'enthousiasme, par la curiosité du monde savant arrêtée pour un instant sur la question basque. Ces époques ont été suivies par de longues années de négligence et de stérilité pendant lesquelles rien, ou presque rien, n'a été produit qui valût la considération des savants.

Les noms de Dechepare et de Leiçarrague remplissent à eux seuls le XVIe siècle. Axular, Larramendi, à qui nous pouvons joindre le nom de Pierre d'Urte, illustrent le commencement du XVIIIe siècle. W. Von Humboldt et Astarloa marquent l'entrée du XIXe; mais ce n'est que trente ans après que Chaho, Lécluse, d'Abbadie ont entrepris leurs travaux. Pourtant la vraie science, l'étude réellement scientifique du basque et la connaissance approfondie de l'Escuara s'est inaugurée avec les noms du prince L.-L. Bonaparte, de M. le chanoine Inchauspe, de M. Julien Vinson, de M. W. J. Van Eys et de leurs disciples, le capitaine Duvoisin, M. Gèze, Don Arturo Campion et autres. Ce groupe d'écrivains a plus fait pour la connaissance de l'Escuara que tous ses devanciers.

Pour la première fois l'étude du basque est assise sur des fondements aussi solides que ceux des autres langues et est conforme à la science linguistique.

Mais comme il arrive toujours dans la marché ascendante de toute science véritable, un progrès déjà fait n'est qu'un échelon vers un progrès ultérieur. Le dernier mot n'est jamais dit. Les matériaux ne sont jamais épuisés. On en trouve toujours de nouveaux. On remanie les vieux débris que l'on croyait de nulle valeur, et ils donnent des produits superbes sous l'analyse plus exacte et sous les procédés de la science moderne. C'est ainsi que les deux années qui se sont écoulées nous ont montré de nouvelles découvertes dans le basque, et ce qui est peut-être de plus d'importance, elles nous ont donné la publication de manuscrits basques ensevelis dans les bibliothèques de l'étranger, et tout à fait inaccessibles aux savants. Il y a eu aussi la réimpression d'ouvrages rares et presque introuvables, la collection et la publication d'inscriptions et de légendes monétaires; il a paru des études importantes, des analyses très profondes des formes grammaticales de la langue basque. Je parle seulement de ce qui a été fait à l'étranger ou par des étrangers.

Mais avant d'entrer en matière je tiens à décharger ma conscience sur la témérité de mon entreprise. Je n'ai pas la prétention d'être un basquisant, ni de savoir l'Escuara, je ne suis qu'un amateur du basque, un bascophile qui aime le pays, les traditions, et surtout le peuple basque, mais qui n'a aucunement le droit de s'ériger en critique ou juge des travaux d'autres plus compétents que lui. Je ne suis que leur simple chroniqueur. Et même comme chroniqueur je ne puis faire une histoire complète. Il y a bien des choses qui auront pu m'échapper. Je prie mes

lecteurs de bien vouloir suppléer mes défauts et de ne
pas être trop sévères sur l'incompétence de l'écrivain :

> Si quid novisti rectius istis,
> Candidus imperti ; si non, his utere mecum.

PUBLICATION DE MANUSCRITS ET RÉIMPRESSIONS

En 1892, M. Julien Vinson, professeur à l'Ecole des
Langues Orientales vivantes, à qui les lettres basques
doivent tant, et qui tient maintenant la place devenue
vacante par la mort du regretté prince L.-L. Bonaparte,
M. Vinson a imprimé pour la première fois, avec préface
de 16 pages, où il nous dit, selon son habitude, tout ce
qu'on sait sur Pouvreau, ses manuscrits et sa vie, *Les
Petites Œuvres Basques de Sylvain Pouvreau* (Châlons-sur-
Saône, chez L. Marceau, 5, rue des Tonneliers). Ces petites
œuvres ne sont que quelques mots très superficiels sur la
grammaire de la langue basque (pp. 1-9), ensuite deux
pages (11-12) de fragments basques sur un thème de
Tacite. Vient encore un sermon pour la Pentecôte (?) en
basque, sans traduction (pp. 12-24). Le reste du livre
(pp. 25-95) est rempli d'une traduction en basque d'un
traité sur *Les Privilèges de la Mère de Dieu*, avec l'original
en français au bas des pages. Le tout finit avec le *Privilège
du Roi* (3 pages). L'époque même de la vie de Pouvreau
(1614-1670-80) donne de l'importance à ses écrits. Ces
études ont aussi cela de remarquable que Sylvain Pouvreau est le premier des rares étrangers qui ont réussi à
apprendre et à écrire l'Escuara couramment et avec cor-
rection. Il y a donc un certain à-propos pour que ces
petites œuvres, laissées en manuscrit, soient imprimées
après un oubli de deux siècles, par un étranger aussi
savant en langue basque que Pouvreau lui-même.

Le livre qui attire ensuite notre attention est une réimpression de la même époque que celle des manuscrits de Pouvreau. Elle est due à l'enthousiasme d'un savant voyageur anglais, M. Edward Spencer Dodgson. C'est la *Capanagaren Dotrina*, une traduction en basque, avec l'espagnol en face, de l'*Exposicion Breue de la Doctrina Christiana, compuesta por el P. M. Geronimo de Ripalda de la Compañia de Jesus.* (Con licencia en Vilbao, por Juan de Azpiroz, año de 1656). C'est une reproduction exacte de l'édition originale. Elle a la singularité d'avoir été faite par un Anglais à l'imprimerie du journal *A Folha,* en Vizeu, Portugal. Elle a exigé des soins infinis de la part du rédacteur pour arriver à une si grande exactitude d'impression dans un pays si étranger aux lettres basques et anglaises. A l'édition originale, M. Dodgson a ajouté une page (CLXIV) où le basque, le français, le portugais, l'espagnol et le latin se cotoient assez bizarrement ; un *Prologo* en espagnol (pp. CLXV-VI), destiné d'abord à la *Revista Euskalerria,* de San Sebastian ; une *Version literale,* en espagnol, de la dédicace basque de Capanaga (pp. CLXVII-VIII) ; un *Index* très utile des 500 formes du verbe de Capanaga (pp. CLXIX-CLXXV), et quelques *After-words* en anglais, où l'auteur donne pleine bride à sa verve originale. M. Dodgson a rendu un service incontestable aux lettres basques par cette réimpression du premier livre imprimé en basque de Vizcaya.

Nous nous occuperons maintenant d'un savant allemand établi depuis longtemps dans le commerce à Bordeaux, mais grand amateur de la langue et des études basques, Herr Victor Stempf. Nous parlerons plus tard de ses remarquables études grammaticales ; à présent nous nous occuperons de trois réimpressions qu'il a fait faire chez F. Destouesse, 5, rue Notre-Dame, Bordeaux.

(1) B. Dechepare. *Lingvae Vasconum Primitiæ (Poésies Basques)*. Troisième réimpression, conforme à l'original de 1545 (1893). La deuxième réimpression des poésies de B. Dechepare fut faite à Bayonne, chez Cazals, en 1874, par les soins de notre collègue, M. Julien Vinson.

(2) *Supplément des Proverbes Basques recueillis par Arnauld Oihenart*. Nos 538-706, avec la traduction en français. Nouvelle édition conforme à la première de 1657. Cet ouvrage peut servir comme complément non-seulement aux proverbes d'Oihenart, mais aussi aux *Anciens Proverbes Basques et Gascons*, recueillis par Voltoire, qui furent aussi réimprimés chez Cazals, à Bayonne, en 1873. Je crois qu'il y a aussi une autre réimpression qui a paru tout récemment à Bayonne, chez Lasserre.

(3) Plus intéressante encore est la réimpression des *Textes des Anciennes Danses Basques chantées*, recueillies par J.-J. de Iztueta, et publiées en 1826 à San Sebastian. L'histoire des deux éditions (Donastian, 1824 et 1826) des *Danses Basques Anciennes*, publiées par Iztueta, est assez curieuse. La censure s'exerçait alors à San Sebastian et dans *las Provincias Vascongadas* avec une rigueur extrême. C'était la dernière période du règne de Fernando VII, après la mort de Riego, et de l'extinction temporaire de toute velléité de libéralisme en Espagne. Bien des pièces recueillies par Iztueta furent supprimées, d'autres furent tronquées ou expurgées avec une pruderie méticuleuse. Heureusement un écrivain anglais qui, ou personnellement, ou par ses amis, était en relations avec Iztueta, a fait la critique de ces deux éditions publiées à San Sebastian, dans *The Foreign Review and Continental Miscellavy*, vol. 2, art. IV, pp. 338, et vol. 4, art. IX, p. 198. (London, Black and Young, 1828). Je n'ai pas pu découvrir le nom

de l'auteur de ces deux critiques. L'Index bibliographique au *Foreign Review* ne le donne pas. L'auteur affirme qu'il a sous main *toutes* les pièces originales de Iztueta. Il ne les imprime pas toutes. Il ne donne qu'un choix de quelques-unes de ces pièces que Iztueta fut obligé, contre son gré, de tronquer ou d'omettre. Comme il n'y a rien dans ces morceaux qui peut choquer la modestie, je les copie ici avec la traduction anglaise. Elles nous montrent au moins ce qu'était la censure en Espagne sous le règne de Fernando VII.

ZORCICO

Nere maite polita	My dearest maiden, say,
Nola cera bici ?	How is it with thee now ?
Zortci egun onetan	Eight days' have passed away
Etzaitut icusi.	Since I beheld that brow.
Uste det zabiltzala,	Ah ! t'is my sad belief
Nigandic iguesi	That thou dost shun my arms ;
Ezdirazu ematen	Why overwhelm with grief
Atsecabe guichi ?	A captive to thy charms ?

BACCHANALIAN ZORCICO

Guizonbat ardogabe	When man neglects good drinking
Dago erdi illa,	He needs must know decline ;
Marmar dabiltza tripac	His stomach, daily shrinking,
Ardoaren billa ;	Demands congenial wine.
Bañan erau ezquero	But let him quaff till mellow
Arrenera guchi,	Nay, ev'n one drop will do
Guizonic chatarrenac	The very simplest fellow
Balio ditu bi.	Is straight worth any two.

LA CHANSON DES DEUX CENTS DUCATS

E un ducatcho	A hundred ducats
Banituen bada nic	Two years ago were mine,
Orain bi urte	Half went in courting
Nere aitac emanic ;	And half in feasts and wine.

Erdiac maiteari
Ni ozcan eman
Eta bertze erdiac
Edan eta jan :
Ez det orain batere
Orrengatican maitea gana
Joan nin zan batere
Joango ere bai,
Nere maite politac baldin badu ai.
Nola naico ez det bada nic.
Maitea, etorcea zu
Baldin zeuretzaco izan bear nazu ?

Yet now, that all is spent
No change is known in me
I go, as then I went.
My lovely maid to see.
This eve I sought her bower,
And I will seek it still,
So that my gentle flower
Approve her lovers' will !
Oh ! how should I deny
To see thee by my side,
Thou constant youth, when I
Am thine affianced bride ?

AZALANDARA *(supprimé par Iztuela)*

Aza landere saltzera
Maitea, ciñan etorcen.
Beguiac argui
Eta colore gorri,
Naitazun andia ceñidala
Sinistu nuen eguia zala ;
Bañan gueroztican
Taquindet baite nic
Bestegandic ixillic
Dituzala iduqui
Echean gorderic
Anima erratu bi
Illen janziarequin
Nazcatzen naiz ni
Itz eguitia zurequin.

Thou camest, I remember well,
Thy garden fruits and flowers to sell :
Yes, laden from thy rural home,
To town thou once wert wont to come :
And, then, I thought thy love was mine,
Now, o'er thy falsehood I repine.
For though thine eyes' entrancing ray,
Still beams with undiminished sway,
False one ! I know thy faithless wile,
How thou canst on the rivals smile,
Who deaths' uncheerful livery wear,
And all thy beautys' blisses share.
Go, false and foolish maid, 'tis o'er,
Thy very thoughts afflict my soul
No more I stoop to thy control.

NAPARCHO EDO NAVARRITO

Naparro tic etorten da
Ardo gorri gozoa,
Arrechec consolatzen dit
Neri biotz gaixoa.

Bizieni ona baita gaztiz,
Erozteco diruba baliz ;
Erango nuque asco aldiz
Naiz echera eramen zaldiz,

Tis from Navarra comes joyous wine
So flavorous and bright,
Which soothes our hearts when they repine,
And fills them with delight.

It remedies all ills that weigh
On life, but hard to think,
Unless we money have to pay,
No wine have we to drink.

Ardoric edan gabe
Nagoen eguna
Iruritzen zait niri
Dala guciz illuna.

O, as I love could I but pour
Out wine, then could I drown
All thought, till I mistook the door,
My neighbour's for my own.

Picharra ongui bete bedi
Eta sarritan eman
Edatera niri ;
Biotza arquitzenzat
Motel eta eri.

The day on which I drink no wine,
The sun no more I see,
For howso'er his beams may shine
Tis dark as night to me.

My bowl is sad and dry ! O when
Wilt thou be full, my bowl?
Till then, ah me, I feel, till then
A gloom is on my soul.

Sous le titre *Zorcico Pordoi* (? n) *Dantza, La Danse des Bâtons*, est donné le fragment bien connu : *Beotibarco Gudua, La Bataille de Beotibar*. On le trouve dans *Le Pays Basque*, de Francisque Michel, p. 243, et dans le *Cancionero Vasco*, de Manterola, segunda serie, tomo iii, p. 71. Il est curieux de remarquer l'interprétation différente faite des mots *Gazteluco echean* par ces trois auteurs. Le premier en date, l'anglais, les traduit comme un nom propre : *Gaztelu's walls*, les murs de Gaztelu ; Michel dit : dans la maison du château-fort ; Manterola : *á ser Castellanos*, à être de Castille, avec cette note : *Designase á Castilla con el nombre de Gaztelu (tot homines, tot sententiæ)*. On trouve aussi dans le *Foreign Review* la seule pièce originale, en vers, connue de la plume de Iztueta. C'est une chanson à sa femme, Concepcion Bengochea, avant leur mariage, écrite lorsque Iztueta était en prison. Le *Foreign Review* n'en donne que cinq stances ou versets. Manterola, dans le *Cancionero Vasco*, primera serie, tomo i, p. 40, y en ajoute encore cinq. Il nous dit, p. 38, que cette composition précieuse *se publicó por vez primera, hacia 1844.* Il ignorait qu'elle

avait déjà paru dans une revue anglaise en 1828. Parmi
les pièces mentionnées par Stempf dans sa réimpression,
je remarque, p. xv : *Aita San Ygnacioren Marcha*. Ce serait
intéressant de comparer cette marche, les paroles, la
manière de danser et la musique, recueillie par Iztueta,
avec la *Marche de San Ignacio,* imprimée par notre estimé
collègue, M. Charles Bernadou, à la page 187 de notre
Bulletin de 1894. Il y a encore une étude à faire sur les
danses basques des deux côtés des Pyrénées, et surtout
sur les danses religieuses de tout le Nord de l'Espagne.
J'ai entendu autrefois dire par plusieurs personnes âgées
que ces danses religieuses se pratiquaient en leur jeunesse
devant le Saint-Sacrement en Aragon ; M. le Dr E. Casa-
major Dufour, dans sa récente brochure *Voyage à Jaca*
(Oloron, 1894), nous raconte qu'il les a vues, cette année,
à la fête de Sainte Orosie, à Jaca.

Nous allons aborder à présent la publication basque la
plus importante qui ait été faite dans un pays étranger pendant ces dernières années. Je parle de l'impression d'une
grande partie des manuscrits basques conservés inédits
depuis plus d'un siècle et demi dans la bibliothèque du
comte de Macclesfield, à Shirburn Castle, Oxfordshire,
Angleterre. La publication du plus important de ces
manuscrits, la traduction faite par Pierre d'Urte, du livre
de la *Genèse* et d'une partie de celui de l'*Exode,* en basque
labourdin, est due au zèle éclairé d'une nouvelle recrue
des études basques, M. le Révd Llewelyn Thomas, vice-
principal de Jesus College Oxford. C'est lui qui a fait la
copie pour la presse du manuscrit de Pierre d'Urte, et
qui a amené l'Université d'Oxford à entreprendre les
frais de la publication. Le résultat de la publication est
un bel in-4° qui peut servir presque comme modèle pour

la manière dont on doit reproduire un manuscrit unique.
En comparant le texte imprimé avec le *fac-simile* du
manuscrit, nous voyons que nous avons tout ce qui est
nécessaire, mot pour mot, ligne pour ligne, pour l'intelligence et la lecture du manuscrit lui-même. Toutes les
fautes, toutes les lacunes mêmes de l'original, sont repro-
duites dans l'impression. En outre, M. Thomas a écrit
une introduction dans laquelle il nous dit tout ce qu'on
connaît (malheureusement c'est bien peu de chose) sur
l'histoire de ces manuscrits et sur la vie de leur auteur,
Pierre d'Urte, natif de St-Jean-de-Luz, et un des rares
ministres protestants basques. Les manuscrits furent
écrits probablement vers l'année 1700, ou peu après.
A cette édition M. J. Vinson a ajouté un excellent et très
utile *Vocabulaire des formes verbales,* usitées par Pierre
d'Urte, avec une traduction littérale en français ; ce vocabulaire a d'autant plus de valeur que Pierre d'Urte se
sert des formes de tutoiement masculin et féminin, qui
sont assez rares ailleurs. M. E. S. Dodgson y a fait une
liste des traductions de la Bible en des parties séparées.
Cette liste est tirée de l'*Essai d'une Bibliographie de la Langue
Basque,* de M. Vinson.

Les autres manuscrits de Pierre d'Urte comprennent
une *Grammaire Cantabrique,* c'est-à-dire basque, et un
Dictionarium Latino-Cantabricum. Ce dernier n'est qu'un
fragment qui va depuis la lettre *a* jusqu'au mot *commotus.*
La *Grammaire* est encore plus importante. M. Vinson a
donné une description détaillée de ces deux manuscrits
dans la *Revue de Linguistique,* tome XXVI, fasc. 3, 15 juillet 1893, p. 255. Avec les manuscrits autographes de
Pierre d'Urte il se conservait, dans la Bibliothèque de
Shirburn Castle, une copie de la traduction biblique faite

au commencement du siècle actuel par le Rév^d Samuel Greatheed, F. S. A. Cette copie a été d'une grande utilité pour la transcription de l'original pour l'impression. M. Greatheed avait fait aussi la copie d'une dissertation en latin sur le verbe basque que Pierre d'Urte avait mis en tête de son *Dictionnaire*. A cette dissertation en latin M. Greatheed a ajouté : *Notes and observations on the Grammar of the Cantabrian or Basque language.* Il est étonnant que, quoique ces manuscrits de Pierre d'Urte aient toujours été conservés ensemble dans la Bibliothèque de Shirburn Castle, Greatheed n'ait pas eu connaissance de la *Grammaire Cantabrique,* manuscrit de Pierre d'Urte. Ses notes ne sont faites que sur la grammaire de Larramendi, *El imposible vencido,* et ainsi elles ne nous apprennent rien de nouveau. Telles qu'elles sont, M. Vinson les a publiées dans la *Revue de Linguistique,* 15 juillet 1893. On y trouve aussi 14 pages du vocabulaire tiré du manuscrit de la grammaire d'Urte.

Il reste donc à publier l'ensemble de la *Grammaire Cantabrique,* dont le verbe seul comprend les pages 352-540 du manuscrit, et le *Dictionnaire Latin-Basque.* M. Llewelyn Thomas, qui a tant fait, n'a plus de loisir, et le *Clarendon Press* de l'Université d'Oxford ne peut pas dépenser davantage pour les publications basques. Nous faisons donc appel aux Sociétés basques, aux savants basques, espagnols ou français, pour compléter la publication des manuscrits de Pierre d'Urte. Où les étrangers ont tant fait, le zèle et la science des patriotes et des Basques ne doivent pas rester en arrière.

ŒUVRES GRAMMATICALES

Nous abordons à présent la partie certainement la plus difficile et peut-être la plus importante de notre travail.

M. le Dr Hugo Schuchardt, membre de l'Académie Impériale de Vienne, professeur de Philologie à l'Université de Gratz, s'est déjà fait remarquer par de savants écrits, surtout étymologiques, et par des critiques sur le basque. Mais l'ouvrage qu'il a publié dans les mémoires de l'Académie Impériale de Vienne, avec le titre : *Baskische Studien. I. Uber die Enstehung der Bezugsformen des Baskischen Zeitworts* (Wien. 1893) ne vise à rien moins que d'établir une nouvelle théorie du verbe basque. M. le Dr Schuchardt rejette tous les éclaircissements antérieurs du verbe basque, dont il fait une analyse minutieuse de tous les dialectes. Ses idées ont l'air de s'attacher un peu à celles émises par M. V. Stempf dans sa thèse publiée à Bordeaux en 1890 : *La langue basque possède-t-elle, oui ou non, un verbe transitif.* La lecture du traité du savant professeur de Gratz est des plus difficiles. Si nous avons bien saisi la pensée de ces deux auteurs, ils ne veulent pas du tout admettre que la forme pronominale objective enclavée dans le verbe basque soit un objet direct. L'un, M. Stempf, l'explique comme un ablatif après un verbe intransitif. Il s'ensuit que ce qu'on a pris pour un verbe actif ou transitif n'est, en réalité, qu'une forme passive ou intransitive. Le Dr Schuchardt, si nous le comprenons bien, l'explique plutôt comme un *dativus ethicus, mihi, tibi,* après un verbe reflexo-passif. Ces auteurs, tous deux s'accordent en ceci qu'il n'y a pas dans le basque une forme de verbe purement transitive ou active, et, par conséquent, que tous les grammairiens antérieurs l'ont mal expliqué.

La théorie du Dr Schuchardt est admise par M. Van Eys, mais elle est vivement combattue par M. Vinson, surtout pour les formes de tutoiement. La question n'est pas encore vidée. Ce sera peut-être longtemps avant que la vraie théorie du verbe basque soit établie au jugement des savants.

Outre cet ouvrage important, M. le Dr Schuchardt a imprimé plusieurs articles et critiques : *Germanische Worter im Baskischen*, des critiques remarquables sur l'ouvrage italien *Delle relazioni tra il Basco e l'antico Egizio*, par le prof. Claudio Giacomino, et sur les *Rhind Lectures* et *The Inscriptions and Language of the Northern Picts*, par le prof. J. Rhys of Oxford, sans parler de ses écrits précédents.

Dans le progrès de toutes les sciences actuelles, les travaux les plus indispensables paraissent souvent dans les revues scientifiques, dans les mémoires ou bulletins des Sociétés savantes, même dans les publications hebdomadaires ou dans les journaux, avant d'être ramassés et publiés à part. Ce fait est exact surtout pour des recherches grammaticales, pour des articles de critique et de bibliographie. Il y a notamment deux revues publiées à l'étranger qui s'occupent des recherches basques. L'une, l'*Euskara*, de Berlin, est dédiée exclusivement aux connaissances basques ; l'autre, d'une portée bien plus étendue, la *Revue de Linguistique et de Philologie comparée* (Maisonneuve, Paris), si vaillamment dirigée par notre collègue, le professeur italien Vinson, dont le nom revient à chaque instant en étudiant le basque.

Quoique un peu au-delà de nos limites, je peux indiquer ici la réimpression d'une traduction en basque souletin, faite par le célèbre Augustin Chaho, des *Preces Sancti Nersetis* (*Revue de Linguistique*, t. xxiv, fasc. 4, p. 326). Nerses IV fut patriarche d'Arménie, 1098-1173. Outre beaucoup d'autres écrits plus considérables, il a laissé un recueil de vingt-quatre courtes prières ou col-

lectes. Une édition de ces vingt-quatre prières ou oraisons
en quatorze langues fut imprimée à Venise en 1818, suivie
d'une autre édition en vingt-quatre langues en 1832. Je
ne sais pas si Chaho avait préparé sa traduction pour
cette dernière édition.

Au tome xxv, fasc. 1, 15 janvier 1892, il y a une nécro-
logie du prince L.-L. Bonaparte, et un texte basque du
XVe siècle. Le fascicule 2 nous donne un fragment d'une
pastorale, *Sainte Hélène,* avec traduction anglaise par
M. E. S. Dodgson, à qui nous devons la réimpression de
Capanaga. La Société Ramond, de Bagnères-de-Bigorre,
annonce dès à présent la publication de cette pastorale
tout entière, avec traduction française et anglaise. J'ai
écrit quelques mots sur les pastorales pour y servir
d'introduction. Au 3e fasc., juillet 1892, nous avons une
traduction de sept strophes de la *Chanson de Roland,* en
basque labourdin, par M. Harispe. Un autre morceau de
la même chanson a été traduit en basque par M. E. S.
Dodgson. Le tome xxvi, fasc. i, commence avec de très
intéressantes *Notes de Bibliographie basque,* par M. Vinson.
Il y donne un compte rendu de deux ouvrages : *L'Office de
la Vierge* (1658), et le *Bréviaire des Dévots* (1664). La version
basque de *l'Office de la Vierge* est due à la plume de
M. Harizmendi, vicaire de Sare. Le *Devoten Breviarioa* fut
traduit par d'Argaiñaratz, vicaire de Ciboure, en 1664.
Les *Sept Saintes,* célébrées aux heures canoniales pendant
la journée, sont toutes de famille royale, de sorte que je
suppose que l'original de ce bréviaire doit avoir été com-
posé par quelque reine ou princesse. C'est une chose à
rechercher. Le fascicule 2, avril 1893, nous montre un
vétéran dans les études basques, M. le comte H. de Charency, qui y a écrit un essai sur *La Langue Basque et les*

idiomes de l'Oural ; la fin de cet article se trouve dans le fascicule 3 de juillet. Le même numéro contient la description des manuscrits de Pierre d'Urte, par M. Vinson, et une note très curieuse sur la *Versification basque* de Bernard d'Echepare, signée E. S. D. (Edward Spencer Dodgson). L'auteur compare la mesure d'Echepare avec celle d'un poème grec, *Les Exploits de Basile Digénis Acritas, épopée byzantine.* La mesure s'appelle *vers politiques* depuis le onzième siècle. On trouve des poèmes latins aussi bien que grecs écrits dans cette mesure. Un des ouvrages les plus utiles sur le basque, et surtout pour ceux qui en commencent l'étude, est le *Glossar zu Dechepare Poesien,* que M. V. Stempf publie de temps en temps dans les pages de cette revue depuis janvier 1887. Quoique écrit en allemand, l'analyse grammaticale y est faite avec une telle netteté et précision qu'elle peut être suivie en grande partie même par ceux qui ne possèdent pas l'allemand. C'est un grand auxiliaire à la connaissance du basque.

L'*Euskara,* l'organe de l'Asssociation basque de Berlin, est dédié entièrement aux études basques. Dans les numéros 12, 13, 14, 15, nous remarquons entre autres articles *Die Iberier, VI, VII, VIII,* par Karl Hannemann. La réimpression de l'*Evangile selon Saint Jean,* de Leiçarrague, par M. Dodgson ; plusieurs notes, quelquefois assez hasardeuses, d'étymologie, par le même, d'autres mieux fondées, par M. le comte de Charency, professeur Vinson, Van Eys, Linschmann et d'autres. Nous signalons les noms des nouveaux venus parmi les basquisants : M. C. C. Uhlenbeck qui, outre ses articles dans l'*Euskara,* a publié à Amsterdam une brochure de 60 pages, *Baskische Studien* (Johannes Muller, 1891), Herr Schwerdtfeger, qui fournit un supplément au numéro 15 de l'*Euskara : Zur Ethnischen Stellung der Phonikier.*

M. Vinson me parle, dans une lettre, d'une brochure, *Slavo-Baskisch,* par M. Topolowek, c'est un vocabulaire étymologique assez fantaisiste.

Nous devons faire mention ici de deux séries d'articles qui touchent par quelques côtés à la question basque. Ils ont paru dans une publication tri-mensuelle espagnole, *La Controversia,* de Madrid. La première série a pour titre : *Antiguedades Ibericas,* por M. Q. Elle se trouve dans les nᵒˢ 171, 175, 179 de l'année 1891, et dans le nᵒ 184, février 1892. Il y a aussi un chapitre supplémentaire : *La Servi-dumbre adscripticia entre los Iberos,* nᵒ 192, avril 1892. La deuxième série, *Litoral Iberico del Mediterráneo en el siglo VI, V, antes de J. C.,* commence avec le nᵒ 201, et se poursuit dans les nᵒˢ 210-214 de l'année 1892, dans ceux 257, février 1894 et 281, octobre 1894.

L'auteur, qui cache son nom sous les initiales M. Q., est Don Joaquin Costa, avocat et juge bien connu pour ses écrits sur le droit et les institutions du Nord de l'Espagne, et surtout de sa province natale, l'Aragon. Quoique écrits avec une portée plus grande, les susdits articles sont d'une réelle utilité pour l'étude des origines des races ibériques et de quelques-unes des institutions basques qui se sont conservées presque à nos jours. M. Costa excelle surtout dans l'application de la récente science de l'homme préhistorique, de ses mœurs et de ses institu-tions à l'interprétation des textes des anciens auteurs classiques, grecs et latins.

OUVRAGES SUR L'ANTHROPOLOGIE et L'ETHNOLOGIE BASQUE

Parmi les publications qui traitent des relations ethno-graphiques entre les Basques et les anciens Ibères, la première place est due désormais au *Monumenta Linguæ Ibericæ*, par le professeur Dr Emilius Hübner (Berlin, Reimer, 1893). Il suffit d'énumérer quelques-uns des ouvrages précédents du savant professeur pour faire voir quels titres magnifiques il offre à notre considération préalable, et pour montrer combien toute œuvre de sa plume est de la plus sérieuse attention. Le Dr Hübner est le rédacteur du tome ii du grand *Corpus Inscriptionum Latinarum* (Berolini, MDCCCLIX), qui se rapporte à l'Espagne ; d'un *Supplément* à cet ouvrage (1891) ; des *Inscriptiones Hispaniæ Christianæ* (Berolini, MDCCCLXXII). Il a écrit aussi, en espagnol, un excellent livre : *La Arqueologia de España* (Barcelona, 1888), et en portugais, *Noticias Archeologicas de Portugal* (Lisboa, 1871), et une foule d'autres écrits, surtout sur l'épigraphie latine. Sa dernière publication est le couronnement de toute une série d'ouvrages sur l'archéologie espagnole, qui sont tout à fait indispensables et, sauf pour la grandeur du format, ils sont de véritables manuels qu'on devrait toujours avoir à la main en étudiant l'ancienne Ibérie.

Malheureusement, je n'ai pas encore pu voir le *Monumenta Linguæ Iberica*. Je ne le connais que par quelques critiques qui en ont été faites et par les lettres de mes amis. Il paraît que Hübner donne une part plus large au phénicien et aux langues sémitiques de la Libye, le carthaginois, que ne l'ont fait ses devanciers. Néanmoins, la distribution géographique de ces idiomes et de ces dialectes concorde assez bien avec celle faite par les numismates espagnols aux *Letras Desconocidas* (voyez *La Epigrafia Numismatica Iberica*, par C. Pujol y Camps, dans le *Boletin de la Real Academia de la Historia*, tomo xvi, avril 1890). Il reste toujours, malgré l'élément phénicien, assez de res-

2

semblance avec le basque pour faire voir une parenté
quelconque de la langue de ces inscriptions et de ces
légendes numismatiques, avec l'*Escuara* d'aujourd'hui. Si
on ne parlait pas le basque actuel dans l'ancienne Ibérie
et dans la Keltibérie, on parlait au moins des idiomes
analogues.

Si le professeur Dr E. Hübner a fait beaucoup pour
éclaircir les relations entre Basques et Ibères, un autre
savant, M. John Rhys, professeur des langues celtiques à
l'Université d'Oxford, s'efforce d'établir les rapports entre
les Ibères, les Basques, les Celtes, les Picts et les peuples
primitifs du Nord-Ouest de l'Europe. La question est une
des plus difficiles, bien qu'une des plus intéressantes pour
l'ethnologie de l'Europe occidentale. On ne peut pas jeter
les yeux sur une ancienne carte d'Espagne sans y remarquer des noms celtiques, surtout dans le Nord et le Nord-
Ouest, et au centre le nom *Keltiberia* occupe une grande
étendue. On espère toujours découvrir des rapports entre
les langues celtiques et les langues parlées par les habi-
tants de ces pays. Mais nos espérances sont toujours
déçues. Jusqu'à présent l'élément celtique dans le basque,
ou l'élément basque dans les langues celtiques, est à
découvrir. Les traces y sont bien difficiles à constater.
M. le professeur Rhys s'est efforcé d'en déduire quelque
chose dans sa brochure *The Inscriptions and Language of the
Northern-Picts*. M. le Dr Schuchardt en a fait une vive
critique dans le *Literaturblatt für germanische und romanische
philologie*. Depuis lors notre savant professeur a étudié le
basque sur place, à St-Jean-de-Luz ; nous attendons de
plus importants résultats de sa plume.

Pour tous ceux qui ont étudié l'anthropologie basque au
pays même, il a été impossible d'accepter les conclusions

de M. le Dr Broca sur les crânes basques avec la même
foi par laquelle elles ont été accueillies par des savants
qui ne connaissent pas la population basque *de visu*. Ce
n'était pas la science qui faisait défaut au savant professeur. Il a bien raisonné sur les matériaux qu'il avait
devant lui. Mais il a été induit en erreur en se fiant à des
matériaux douteux et tout à fait insuffisants. Il est impossible, pour quiconque connaît tant soit peu le Pays Basque,
et surtout St-Jean-de-Luz, avec ses grandes variations de
population, d'accepter pour un moment que quarante-cinq
crânes tirés au hasard de l'ossuaire de l'église soient
tous basques. Il est même possible, au contraire, qu'il n'y
en ait pas un seul de race pure et sans mélange. M. R.
Collignon a fait dernièrement une communication à la
Société d'Anthropologie, infirmant quelques-unes des conclusions de M. le Dr Broca, et provoquant des recherches nouvelles. Autant que nous pouvons en juger par des extraits
et par des critiques, nous ne serions pas plus d'accord
avec quelques-unes des opinions de M. Collignon que
nous ne le sommes avec celles du Dr Broca. Il dit : « Cer-
tains même (qui ?) avaient été dire que tous les Basques
étaient blonds, n'ayant pas remarqué que justement ils
étaient tous bruns ». La dernière assertion est presque
aussi fausse et hasardeuse que la première. Si partout la
grande majorité des Basques actuels sont bruns, il n'est
pas moins vrai que là où on trouve les conditions de
localité les plus favorables pour conserver le type le plus
pur, plus on y trouvera des blonds. J'ai constaté ce fait
partout. On voit la différence entre les classes supérieures
et les paysans et laboureurs du pays. Il est bien rare de
trouver un Basque blond parmi les classes supérieures,
parce que ces classes sont plus mêlées par des mariages

avec des Français, Gascons et Espagnols, tandis qu'il n'est pas du tout rare de trouver des têtes tout à fait blondes parmi les classes laborieuses et parmi les paysans, qui ont plus conservé la pureté de la race. M. Collignon trouve bien des traits dans les Basques qui rappellent les anciens Egyptiens et les Berbères. C'est la conclusion à laquelle est arrivé Don Francisco M. Tubino dans son ouvrage *Los Aborigines Ibéricos ó los Bereberes en la Peninsula* (Madrid, 1876). M. Collignon croit que les Basques français sont bien plus libres de mélanges que les Basques espagnols, c'est l'opinion de beaucoup de basquisants; mais je ne peux pas être d'accord avec lui lorsqu'il dit, avec Marca et d'autres, que les Basques sont venus en deçà des Pyrénées pour la première fois au sixième siècle. Il y avait sans doute à cette époque un grand mouvement des tribus basques; c'est alors peut-être que la tribu des Vascones aurait passé les Pyrénées, qu'ils s'établissaient dans la province à laquelle ils ont donné leur nom, Vasconie, Guasconie, Gascogne; mais il me semble incontestable que longtemps avant cette époque il y avait en deçà des Pyrénées des peuples qui parlaient un idiome basque tout le long de la chaîne depuis Elne (Illiberis) jusqu'au Labourd (Lapurdens). L'épigraphie et la toponymie de la région sont d'accord sur ce point.

On vient de publier à Paris (chez Bouillon, 67, rue de Richelieu), le premier fascicule d'une nouvelle série de travaux sur le basque, qui s'annoncent sous le titre : *Archives de la Tradition basque ; Publication de documents entreprise par un groupe d'écrivains et d'artistes pour servir à l'histoire de la tradition.* La première œuvre de cette Société nouvelle est un numéro spécimen de *Cent chansons populaires basques,* recueillies et notées par M. Charles Bordes,

maître de chapelle de Saint-Gervais, à Paris. La haute
réputation de M. Bordes comme musicien nous assure
que nous aurons ici les chansons basques avec les airs
véritables, comme on les chante parmi le peuple même.
Les mots basques y sont donnés avec traduction française, faite par la plume compétente de M. le Dr Larrieu.
M. Bordes note aussi l'origine de ces mélodies, en fait
l'histoire et trace leur descendance des anciens modes
grégoriens. Une étude scientifique de la musique popu-
laire chez les Basques était bien à désirer. Nous remercions
M. Bordes de remplir cette lacune dans la connaissance
des choses basques.

Je ne peux pas terminer ces pages sans mentionner ce
qui a été fait pour la bibliographie basque pendant ces
dernières années. L'*Essai d'une Bibliographie de la langue
basque*, par M. J. Vinson, est le manuel obligatoire pour
toute personne qui désire connaître ce qui a été imprimé
en basque et sur le basque. C'est un livre admirable. Mais
M. Vinson l'intitule : *Essai d'une Bibliographie*. Il était en
effet impossible pour un seul homme d'avoir la connaissance exacte de tous les petits livres épars, tirés souvent
à très peu d'exemplaires par des éditeurs inconnus et qui
ont été publiés en basque. Il n'est pas étonnant que
quelques-uns d'entr'eux aient échappé à ses recherches.
M. E. S. Dodgson a compulsé deux *Suppléments* qui remplissent quelques omissions et qui donnent une liste
d'ouvrages parus depuis la *Bibliographie* de M. Vinson
jusqu'à l'automne de 1892. Le dernier de ces *Suppléments*
se trouve dans la *Revue des Bibliothèques*, ii, pp. 216-227,
décembre 1892.

La mort du regretté prince Louis-Lucien Bonaparte a
amené la publication d'un *Attempt at a Catalogue of the*

Library of the late prince Louis-Lucien Bonaparte, by Victor
Collins (H. Sotheran & Cᵒ, London, 1894). Les nᵒˢ 639 à
1357, pp. 33 à 67, contiennent la liste des ouvrages basques ou sur le basque, de la bibliothèque de ce grand bascophile et philologue. Quoique fait par une personne qui
ne savait pas un seul mot de basque, ce catalogue n'est
pas sans utilité comme accessoire à la *Bibliographie basque.*

J'arrête ici ces notes beaucoup trop étendues. Néanmoins, je crains d'avoir peut-être omis quelques ouvrages
tout à fait aussi importants et aussi remarquables qu'au-
cun de ceux sur lesquels j'ai attiré votre attention, tant a
été grande la fécondité de la littérature basque étrangère
pendant les années 1892-94. Je vous prie d'excuser mon
ignorance. Bien des choses peuvent facilement m'échapper dans ma retraite, à Sare, loin des livres, des grandes
bibliothèques, du commerce des savants et des Sociétés
scientifiques. Enfin je tiens à constater encore une fois
que, dans les pages précédentes, je n'ai parlé que des
étrangers qui ont écrit sur le basque. Rendre compte de
la littérature indigène, tel n'a pas été mon dessein. Cette
tâche est au-dessus de mes forces. Elle exige la plume
d'un natif pour la traiter comme il faut. Je serais bien
heureux si ce que j'ai écrit pouvait engager quelque
Escualdun, ou du Pays Basque ou de las Provincias Vascongadas, ou de la Navarre, à faire un résumé des travaux littéraires des provinces où l'on parle encore Escuara.

WENTWORTH WEBSTER.

P. S. — Depuis que j'ai écrit ces lignes j'ai reçu deux
articles de M. le Dʳ Schuchardt. Le premier a paru dans
le *Litteraturblatt für germanische und romanische Philologie ;*

le second, bien plus important, est tiré du *Zeitschrift für romanische Philologie*; il a pour titre : *Das Baskische Zeitwort und Julien Vinson*. Ces deux articles, surtout le dernier, sont d'une grande utilité pour l'intelligence de l'étude du savant professeur, dont j'ai fait mention au-dessus, p. 532. Bien des difficultés y sont éclaircies, et la question est nettement posée entre les deux plus grands maîtres de la théorie du verbe basque.

P. 537. — Il y a une courte critique de *Hubner's Monumenta Linguæ Ibericæ*, dans une revue anglaise, *The Classical Review* (octobre 1894, p. 357). L'auteur, M. R. S. Conway, n'accepte pas complètement et sans réserve les conclusions du savant professeur allemand. Une étude de beaucoup plus d'importance d'une partie de l'œuvre de Hübner se trouve dans le *Boletin de la Real Academia de la Historia* (octobre 1894, Madrid). Elle est due à la plume exercée de l'érudit jésuite, R. P. F. Fita. Il y met à l'épreuve l'ouvrage de Hübner pour l'explication des inscriptions ibériennes de Fraga.

Enfin, je viens de voir l'annonce d'un livre considérable : *Die Verwandtschaft des Baskischen mit den Berbersprachen Nord Africa's nachgewiesen (L'affinité entre le basque et la langue des Berbères du Nord de l'Afrique démontrée)*, par G. von der Gabelentz (Braunschweig, Sattler, 1894).

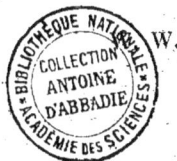

Imp. et Litho. A. Lamaignère. — Bayonne — Biarritz